EXPOSITION DU TRAITEMENT

DES MALADIES DE LA PEAU,

DES PLAIES, ULCÈRES, SCROFULES, ETC.

Les personnes qui désirent être traitées par la *Méthode Deterso curative*, peuvent s'adresser au cabinet médical de M. B. LUNEL, 42, rue Jacob, à Paris, ou à l'auteur de la découverte, M. Hyacinthe-Barthélemy TERTIAN, propriétaire à Eyrargues, par Château-Renard de Provence (Bouches-du-Rhône), qui donnera tous les renseignements désirables. Écrire *franco*.

La Poudre *Déterso Curative* se trouve chez LETELLIER, pharmacien, rue Quincampoix, n° 40, à Paris.

INTRODUCTION.

Si quelque chose doit frapper le médecin qui se livre à l'étude des affections de la peau, c'est bien l'espèce de stérilité qui accompagne presque toujours l'emploi des nombreux agents thérapeutiques destinés à combattre ces affections.

Quelles sont donc les causes de cette insufffisance de l'art dans des affections si nombreuses et qui ont dû, nécessairement, être contemporaines du berceau du genre humain? Ah ! n'en doutons pas, l'espèce d'horreur et de dégoût qu'inspiraient les malades dans les premiers temps de la civilisation.

Qui ne sait que ces infortunés, en proie à leur misère, étaient expulsés des hôpitaux, bannis honteusement des cités, et condamnés, s'ils y rentraient, soit à la prison, au fouet ou à la mort! Plus tard, on comprit qu'il fallait les reléguer dans les hôpitaux; mais alors, voici comment ils y étaient traités : « La moitié des malades se couchaient quatre par lit, depuis huit heures du soir jusqu'à une heure du matin, et les autres, depuis une heure jusqu'à sept heures du matin; les soupentes où on les entassait n'avaient quelquefois que deux mètres de haut, et les fenêtres, clouées et même mûrées, ne s'ouvraient jamais pour renouveler l'air; enfin, les malades attendaient pendant six mois, neuf mois, quelquefois un an, avant que d'être traités......, et ne pouvaient être reçus dans ces asiles de souffrances, sans être fustigés avant et après leur traitement (1). »

Cet état de chose ne s'améliora que sous Louis XVI, et il n'y a pas de bien longues années que l'on prit la mesure de haute moralité de séparer les sexes pour le traitement de ces affections. Ces barbares préjugés ont donc contribué à laisser l'étude des maladies de la peau enveloppée d'un voile impénétrable.

L'impuissance de l'art se justifie donc ici, en quelque sorte, par l'impossibilité de s'éclairer des traditions scientifiques. Si l'on réfléchit ensuite que la plupart de ces affections ont une marche naturellement chronique chez les sujets qui en sont atteints, et qui ne cherchent le plus souvent à opposer aucun traitement à des maladies qui ne leur occasionnent que peu ou point de souffrances, on ne s'étonnera nullement que cette branche de la pathologie soit restée longtemps peu connue, et qu'un grand nombre de traitements soient encore infructueux, l'esprit des observateurs ne s'étant point beaucoup porté sur leur étude.

Un grand nombre de faits acquis à la science depuis quelques années, semblent ne laisser aucun doute sur le rôle que jouent les humeurs dans ces maladies. Sans considérer les liquides comme jouant le principal rôle dans tous les phénomènes de la vie, soit chez l'homme

(1) *Bouchardat*, Notice sur les hôpitaux et hospices civils de la ville de Paris.

sain, soit chez l'homme malade, on ne peut se refuser à admettre une altération des humeurs dans la plupart des affections cutanées. Ce qui le prouve, c'est que le traitement employé par nos plus célèbres dermatalogistes se divise en deux parties bien distinctes : *traitement local, traitement général.*

Les anciens médecins commençaient aussi le traitement de beaucoup de maladies de la peau en ordonnant des boissons délayantes et des purgatifs répétés. De l'avis d'un grand nombre de praticiens distingués, cette coutume est trop négligée de nos jours.

La thérapeutique des anciens, comme celle des modernes, consistait, dans les affections de la peau, à combattre l'état général, c'est-à-dire à modifier les humeurs, et l'état local, faisant ainsi ressortir les dépendances mutuelles de ces deux choses. — On ne fait rien de plus aujourd'hui.

Donc, résoudre le problème que se pose la thérapeutique depuis longtemps, c'est-à-dire *guérir* radicalement, d'une manière sûre et prompte, sans danger, les affections les plus rebelles, c'est rendre un immense service à l'humanité.

La médication dont M. Tertian a fait faire l'essai par un grand nombre de médecins, a pour qualité spéciale d'attirer, d'absorber les liquides altérés qui alimentent le mal; de s'emparer du pus qu'il fournit, de détruire les engorgements consécutifs, d'établir enfin une cicatrisation parfaite.

N'est-ce pas, du reste, une espèce de contresens, dans beaucoup de cas, de vouloir guérir une humeur altérée, de vouloir débarrasser le corps d'un virus qui s'y trouve renfermé, en se bornant à des applications topiques, en faisant usage de corps gras, de pommades, d'onguents, etc., qui n'ont pour but que de calmer les symptômes au lieu de délivrer du mal? La méthode deterso curative est au moins plus rationnelle, puisqu'elle débarrasse directement l'économie des principes délétères qui entretiennent l'état morbide, et cela avec d'autant plus de succès que la médication est employée au début du mal. L'auteur de cette méthode ne reconnaît pas de plaie de mauvaise nature à son début, et n'accuse que l'impuissance des moyens ordinaires lorsqu'il rencontre une plaie qui est telle après un ou plusieurs mois.

La forme de médicament la plus commode pour opérer les pansements, moyen unique de la méthode deterso curative, est la poudre, dont l'application est simple, facile et uniforme : il suffit d'en recouvrir la plaie d'une couche assez épaisse, sur laquelle on pratique avec le doigt une légère pression. —On maintient cette poudre au moyen d'une compresse et de quelques tours de bande, si la disposition de la région malade le permet. — On la place sur la compresse même, au milieu du bourrelet de charpie : on peut opérer plusieurs pansements de suite, deux, trois, six, dix s'il le faut, c'est-à-dire tant que la surface de la plaie se revêt de ce liquide morbide qu'on appelle suppuration, suintement (1). Ces pansements, répétés plusieurs fois de suite, n'empêchent pas d'en faire de nouveaux plusieurs fois par jour, car la guérison est ainsi opérée en très-peu de jours.—

(1) Les pansements peuvent se faire trois fois par jour : le matin, à midi, au soir, mais chacun d'eux peut être répété plusieurs fois de suite, à une minute d'intervalle. Il faut avoir le soin de faire tomber la poudre qui s'imbibe du liquide morbide soit avec un petit morceau de papier roulé, soit avec une allumette taillée en pointe, etc.

Plus les pansements sont répétés, plus tôt l'économie est débarrassée du principe qui l'infecte. — C'est là un des grands avantages de la méthode detersive, de pouvoir pratiquer successivement un grand nombre de pansements, ce qui n'a pas lieu par les moyens ordinaires. —Dans les hôpitaux mêmes, où le service chirurgical est largement établi, on ne panse les plaies ordinairement qu'une fois par jour, encore l'intervalle qu'on met d'un pansement à l'autre est-il relatif à l'espèce de maladie, aux accidents qui se manifestent, à la nature des topiques employés, etc., etc.

Rien de semblable dans la méthode déterso curative : quels que soient le lieu, le temps; que le malade soit debout ou couché, qu'il marche, voyage ou travaille, partout il peut se panser, partout il peut se guérir, et sans s'embarrasser de tout cet appareil de charpie, compresses, bandes, emplâtres, fils cirés, etc. ; linge, papier, feuilles d'arbre, tout peut servir à ce nouveau mode de pansement. L'attention que doit avoir le malade, c'est de tenir toujours la plaie sèche, c'est-à-dire débarrassée de cette humidité qui est le mal lui-même. — Ainsi, si une plaie suppure beaucoup, beaucoup de pansements et de pansements faits à vifs sur la surface du mal, c'est-à-dire jusqu'à ce que la plaie devienne complètement sèche et vermeille, alors on est guéri.

Quant aux plaies contuses au plus haut degré, telles que celles produites par la poudre à canon, les armes à feu, il serait également possible, au moyen de la méthode deterso curative, non-seulement de les cicatriser par quelques pansements, et en quelques heures, mais encore de prévenir la suppuration et tous les accidents consécutifs, tels qu'inflammation intense, hémorrhagie, tétanos, paralysie, croupissement du pus, résorption de la suppuration, pourriture d'hôpital.

Du reste, il est facile de se convaincre de l'efficacité de la poudre déterso curative de M. Tertian : du jour au lendemain, une plaie, quelque grave qu'elle soit, pansée par cette méthode, n'est plus reconnaissable, tant l'amélioration, le retour à l'état normal est sensible. Deux jours de ces pansements, trois jours au plus, suffisent, en général, pour cicatriser des plaies qui existent depuis plusieurs mois.

Parlons des tumeurs, c'est-à-dire de ces éminences développées par une cause morbifique dans une partie quelconque du corps, telles que loupes, bubons, scrofules, etc. La méthode deterso curative a eu des succès éclatants dans une foule de cas de ce genre, ce qui lui permet de poser en principe *qu'il ne faut pas attendre pour guérir ces tumeurs que l'abcès soit formé.*

Au lieu que la plaie se forme, M. Tertian la fait lui-même à l'aide d'un caustique de Vienne, puis il panse selon la méthode; ainsi détruit-il le mal dans son principe, en faisant avorter la maladie. Citons deux exemples pour bien faire comprendre la méthode qu'emploie l'auteur; supposons les *scrofules* et le *bubon.* Partisan de l'opinion des anciens et de beaucoup d'auteurs modernes (1), M. Tertian fait consister la maladie scrofuleuse dans une altération des humeurs due à la présence d'un virus, d'un levain, d'un germe, etc. Partant de ce principe, et, du reste, étayant son opinion sur un grand nombre de faits, de résultats constamment heureux, il triomphe de cette maladie rebelle en la faisant avorter au moyen d'un très-petit caustique de Vienne, suivi de

(1) A. Paré, Duret, Sanctorius, Mead, Bordeu, Peyrilhe, etc.

pansements consécutifs. Il regarde comme un contresens de vouloir combattre une humeur altérée, un liquide morbide, un virus enfin, par l'usage de corps gras, d'onguents, d'emplâtres. « Aussi, dit-il, qu'on examine les insuccès d'une telle médication dans la plupart des cas, et l'on se convaincra de la logique de mon raisonnement. »

Pour les bubons, M. Tertian adopte le même raisonnement et surtout la même méthode de traitement que pour les scrofules, et ici, les observations consciencieuses qu'il a faites, les succès qu'il a obtenus, ne peuvent lui laisser aucun doute à cet égard. Donc cette méthode est prompte dans son action, sûre dans ses résultats; elle guérit en peu de temps la plupart des affections de la peau, quelles que soient leur chronicité et leur ancienneté; cicatrise toutes les plaies par instruments tranchants, triomphe des tumeurs diverses connues sous le nom de phlegmon, furoncle, anthrax, pustule maligne, tumeurs cancéreuses, loupes, tumeurs blanches, bubons, etc., etc., des brûlures au troisième degré, des scrofules, de la teigne, etc.

Cette méthode s'appuie sur une longue expérience, constamment couronnée de succès. — C'est aux malades guéris radicalement, c'est aux médecins qui ont opéré eux-mêmes ces cures que peuvent en appeler ceux qui ne seraient pas convaincus. — M. Tertian dit donc à ceux qui doutent, *venez* et *voyez*; aux médecins qui n'auraient pas de confiance en ses paroles : « Amenez des malades atteints des affections précitées, et vos suffrages nous seront bientôt acquis. »

Nota. Nous allons présenter un résumé succinct des causes et des symptômes de quelques maladies, dans lesquelles la méthode déterso curative a obtenu de nombreux succès.— Nous indiquerons le traitement suivi ordinairement dans ces affections, puisque la méthode de M. Tertian est ramenée à une seule règle : LES PANSEMENTS.

A.

ABCÈS, collection de pus développé accidentellement dans les tissus. On divise les abcès en *abcès chauds*, *abcès froids* et *abcès par congestion*. L'abcès chaud ou phlegmoneux est celui qui succède à une inflammation aiguë; l'abcès froid reconnaît pour cause un vice scrofuleux, scorbutique : il est ordinairement consécutif à une inflammation chronique; l'abcès par congestion donne lieu à la formation d'une collection de pus séreux, plus ou moins éloignée de la partie malade. Il est dû aux vices rhumatismal, scrofuleux, syphylitique; à l'onanisme.

On combat l'abcès chaud en favorisant l'évacuation du pus; l'abcès froid en modifiant de plus la constitution du sujet; et l'abcès par congestion, l'un des plus graves, en l'ouvrant le plus tard possible et en le vidant en plusieurs fois afin d'éviter l'introduction de l'air.

ANKYLOSES FAUSSES. — Quelques chirurgiens ont appelé ainsi les tumeurs blanches, à cause de la gêne plus ou moins grande que ces affections apportent dans les mouvements de l'articulation où elles se développent. — Voyez *Tumeur blanche*.

ANTHRAX BENIN. — Cette affection n'est qu'une variété de furoncle. Ses causes, ses symptômes, sa marche, son traitement, tout est identique; la seule différence est dans le volume : l'anthrax est plus gros que le furoncle. De plus, le furoncle s'ouvre par un seul point, l'anthrax par plusieurs. Enfin, ce dernier attaque de préférence la nuque, le dos, l'abdomen.

On a vu des anthrax, dit Marjolin, qui s'étendaient du sternum à l'acromion, et de la partie moyenne de la poitrine jusqu'au milieu du cou.

Pour le traitement, voyez *furoncle*.

ANTHRAX MALIN (Charbon), tumeur gangréneuse qui

se développe *spontanément* ou par *contagion*, et coïncide avec des phénomènes alarmants qui la précèdent ou l'accompagnent.

L'anthrax malin ou charbon doit être considéré comme une variété de la pustule maligne; seulement le charbon peut venir spontanément, offre une tumeur d'un noir plus prononcé et débute toujours par les phénomènes généraux graves qui n'ont lieu qu'à la quatrième période de la pustule maligne. — La tumeur peut débuter brusquement, et la mort survenir en 24 heures. Citons un exemple :

« Comme fait de marche rapide de l'anthrax malin, dit M. Vidal, je me rappellerai toujours celui que j'ai observé à Marseille. J'étais interne à l'Hôtel-Dieu ; un homme, âgé de près de 50 ans, demande à être admis, et me montre au cou une petite tumeur brune, dure, qui, selon le malade, était très-chaude et très-douloureuse. Il était une heure après midi quand je reçus ce malade. La deuxième visite du chirurgien en chef devant avoir lieu à 3 heures, je n'allai pas dans la salle où avait été placé le malade pour procéder à son pansement; je crus pouvoir attendre l'arrivée de M. Moullaud. Mais quelle fut ma surprise quand, à la visite de ce chirurgien, je vis le cou de cet individu si énormément tuméfié, qu'il se confondait avec la face et la poitrine. De grandes phlyctènes s'étaient élevées, au-dessus étaient des taches noires, autour un endurcissement marqué, aux environs une mollesse remarquable des tissus : c'était, en dehors de la zone, d'un rouge vif et luisant; la peau avait une couleur cadavérique qui, d'ailleurs, s'était répandue partout. Le hoquet, la suffocation, le coma, l'extrême petitesse du pouls, annonçaient la mort qui eut lieu à 6 heures. Ce malheureux avait été admis à l'hôpital à une heure! » (Vidal de Cassis, *Traité de Pathologie externe.*)

On comprend, d'après cet exemple, l'importance de recourir à une médication prompte et énergique. — Voy. *Pustule maligne*.

ARTHRITE CHRONIQUE, nom donné par M. Bégin aux tumeurs blanches. — Voy. ce mot.

ARTHROPATHIES, nom donné par M. Velpeau aux tumeurs blanches dont il fait différentes classes et variétés. — Voy. *Tumeur blanche*.

ATHÉROME, tumeur enkystée, formée par une matière épaisse semblable à de la bouillie. — Voy. *Loupes*.

B

BRULURES, lésions produites par l'action du feu ou des corps échauffés sur nos parties (J. Cloquet). — L'action des brûlures varie avec la nature des corps et surtout avec leur densité : c'est ainsi que l'huile brûle plus que le bouillon, et celui-ci plus que l'eau.

Dans la pratique, on reconnaît trois degrés dans les brûlures : 1° *vive irritation*; la partie est rouge, tuméfiée, douloureuse, comme dans l'érysipèle; 2° *Phlyctenes*, ulcères semblables à un vésicatoire; 3° *Désorganisation des tissus* qui sont jaunes; escarres gangréneuses, noirâtres, croûteuses, quelquefois jaunâtres ou molles.

Au 1er degré on oppose les topiques répercussifs ou narcotiques; au 2e les cataplasmes émollients, narcotiques, le cérat simple ou opiacé : on panse comme les plaies qui suppurent; au 3e degré, mêmes moyens, mais de plus on cherche à favoriser la chute des escarres, à prévenir les adhérences vicieuses, enfin on ampute la partie.

BUBONS, augmentation de volume, gonflement des ganglions de l'aîne, de l'aisselle et du cou.

Les bubons contractés sous l'influence de la syphylis sont vénériens, bien que leur pus ne s'inocule pas. Leur marche est celle des abcès et ils se terminent par suppuration. Les bubons non vénériens se terminent aussi fatalement par suppuration, bien que leur marche soit celle des abcès froids.

C.

COXALGIE, c'est le nom qu'on donne à une douleur de la hanche, presque toujours symptômatique soit du rhumatisme, soit de l'inflammation ou d'une lésion organique de l'articulation. — Dans ce dernier cas, c'est la tumeur blanche de la hanche. — Voyez ce mot.

D.

DARTRES. — Le docteur Fabre définit ainsi ces affections : « Maladies essentiellement chroniques de l'enveloppe tégumentaire, caractérisées par diverses sortes d'éruptions qui tendent sans cesse à s'accroître en superficie, se transforment quelquefois d'une espèce dans une autre, résistent pendant longtemps aux moyens curatifs, et récidivent avec une grande facilité, enfin paraissent dépendre d'un vice organique tout spécial. »

L'hérédité favorise le développement des dartres; les professions sédentaires semblent y prédisposer, selon quelques auteurs. — Disons aussi que les écarts de régime, l'usage d'aliments irritants, âcres, indigestes, la malpropreté paraissent concourir à leur production. Il en est de même de la suppression d'une évacuation habituelle, de la disparition d'une autre maladie de peau, etc.

Les dartres ayant une marche essentiellement chronique, présentent dans leurs symptômes une marche plus ou moins régulière; c'est pourquoi, dans certains temps, la partie malade est plus rouge, la douleur plus vive, etc.

La contagion des dartres n'est plus admise aujourd'hui, surtout depuis les expériences du docteur Alibert.

Le traitement des dartres ne saurait être soumis à une méthode uniforme, mais, hâtons-nous de dire, que tout remède appliqué sur la dartre même, dans le but de la faire disparaître, de la répercuter, est contre indiqué.

DÉGÉNÉRESCENCE DES ARTICULATIONS, nom donné par M. Vidal de Cassis aux tumeurs blanches. — Voy. ce mot.

E.

ÉCROUELLES. — C'est le synonyme de scrofule. — Voy. ce mot.

ENGORGEMENT DES ARTICULATIONS. — Quelques auteurs ont appelé ainsi les tumeurs blanches parceque le tissu cellulaire qui environne les ligaments était infiltré de lymphe épaissie. — Voy. *Tumeur blanche*.

F.

FISTULES. — Solutions de continuité suppurante, plus ou moins étroites, et qui communiquent avec une cavité naturelle ou un conduit excréteur (Jules Cloquet).

On divise ordinairement les fistules en *complètes*, c'est-à-dire offrant un orifice interne et externe, et en *incomplètes* ou *borgnes*, lorsqu'il y a un seul orifice. Leurs causes sont très variables et leur guérison ne peut s'obtenir que par la cessation de l'écoulement contre nature qui les constitue.

FURONCLE ou CLOU. — Espèce de phlegmon très douloureux, siégeant dans le tissu cellulaire qui remplit les aréoles du derme.

Les causes du furoncle sont à peu près inconnues; cependant il paraît dépendre quelquefois d'un état subbural des premières voies. — Il attaque la peau du dos, des fesses, du ventre, des membres, des aisselles, des paupières. — Son volume varie de celui d'un pois à celui d'un œuf de pigeon. — Il est seul ou multiple.

Les symptômes du furoncle sont une tumeur conique, dure, circonscrite, chaude, rouge pourpre, à base située profondément, accompagnée d'une douleur tensive, pulsative, se terminant presque toujours par suppuration, dans le cas contraire par résolution ou induration. — Une matière blanchâtre, grumeleuse, épaisse, appelée *bourbillon*, semble en être le noyau, et ne sort qu'avec peine. — Le bourbillon résulte de l'étranglement et de la gangrène des prolongements cellulo-vasculaires qui pénètrent dans le derme. — L'indication la plus rationnelle consistant à déterger le pus qui se forme dans le furoncle, quand on a pu faire avorter l'inflammation au début, — si l'éruption furonculaire se renouvelait plusieurs fois, un purgatif serait avantageux pour modifier l'état de la muqueuse des intestins ou opérer une révulsion utile ; mais le médecin peut seul être juge en cette circonstance.

H

HYDROPISIE ENKYSTÉE. — Tumeur enkystée formée par l'accumulation d'une humeur séreuse, limpide, etc. Voy. *Loupes*.

L.

LOUPES. — Tumeurs circonscrites, indolentes, arrondies, pédiculées ou sessiles, sans inflammation ni changement de couleur à la peau, ne s'observant guère que dans le tissu cellulaire sous-cutané, et variant en volume depuis celui d'un pois, jusqu'au volume de la tête d'un homme et plus.

Toutes les loupes renferment une humeur altérée : ainsi les loupes enkystées sont formées par une humeur séreuse, limpide, constituant une *hydropisie enkystée,* ou par une matière jaune, visqueuse, et constituant le *meliceris,* enfin par une matière ressemblant à de la bouillie, ce qui fait qu'on appelle ces loupes *Athéromes*.

Les loupes non enkystées peuvent être de la graisse dégénérée jointe à de la lymphe durcie (stéatôme) ou de la simple graisse un peu plus consistante (Lipomes).

Les causes des loupes sont inconnues ; elles sont quelquefois héréditaires. — Elles restent d'ailleurs longtemps stationnaires, mais peuvent acquérir promptement un volume considérable, s'enflammer et donner lieu à des abcès dangereux. — L'une d'entre elles, le *stéatôme*, peut devenir cancéreuse.

Dans un mémoire de A. Cooper, sur les tumeurs enkystées, nous trouvons le passage suivant.

« Le cas dans lequel j'ai observé le plus grand nombre de ces tumeurs chez un même individu est celui d'un malade de M. Halt de Durwick : cette homme avait sur la tête 16 de ces tumeurs, dont quelques-unes, qui avaient le volume d'une noix, furent extraites par moi. — J'en ai vu 9 sur un autre sujet. Il n'est pas rare d'en trouver 5 ou 6. Le volume le plus considérable que j'ai vu acquérir à ces tumeurs est celui d'une noix de coco ordinaire. Le cas dans le quel j'ai observé ce volume était celui d'un homme appelé Lake, qui demeurait à Dartford, à la maison des six cloches. Cette tumeur avait son origne au sommet de la tête, et donnait à l'individu qui la portait l'aspect le plus grotesque ; car lorsqu'il mettait son chapeau, celui ci reposait sur la tumeur et pouvait à peine recouvrir la tête. — Cette particularité rappellera longtemps aux habitants du voisinage le souvenir de l'individu qui la présentait. — Le Kyste est conservé dans la collection de l'hôpital Saint-Thomas, avec un excellent plâtre de la tête pris avant l'opération. Ce malade a été parfaitement guéri par l'opération. — Chez un parent de M. Toulmain de Hachney, j'ai vu un cas dans lequel une tumeur semblable, située au bras, avait acquis un volume considérable, mais en général ces tumeurs n'ont pas habituellement plus de un à deux pouces. Elles se transmettent jusqu'à un certain point par hérédité, souvent j'ai entendu dire par des malades : « mon père (ou ma mère) en avait également plusieurs. On voit aussi ces tumeurs se développer chez plusieurs personnes appartenant à une même famille. Le docteur Pacifico m'a rapporté le fait suivant : Il avait enlevé une de ces tumeurs sur un individu demeurant près de chez lui ; quand il eut terminé son opération, un autre membre de la même famille le pria de lui pratiquer l'ablation d'une tumeur semblable ; et enfin, une troisième personne de la même famille, vint également réclamer le même service.

Les loupes se guérissent au moyen de la ligature, de l'incision, de l'extirpation du kyste, de la cautérisation (Marjolin). On a proposé l'inflammation du kyste au moyen d'un séton, d'injections irritantes, etc.

LIPOME. — Tumeur formée par une accumulation de graisse dans un kyste placé le plus souvent dans le tissu cellulaire.

M.

MÉLICÉRIS, espèce de loupe constituée par une matière jaune, visqueuse, semblable à du miel. — Voy. *Loupes*.

P.

PLAIES, solutions de continuité des parties molles, occasionnée par violences externes. Les plaies peuvent être produites par instruments tranchants, piquants, contondants; elles peuvent avoir lieu par arrachement, morsures, piqures d'insectes ou d'animaux venimeux, etc.

Nous ne nous occuperons que des plaies par instruments tranchants. Les phénomènes primitifs de ces plaies sont : 1° *l'écartement des lèvres* de la *plaie*, dû à l'interposition de l'instrument dans les tissus et à leur élasticité ; 2° la *douleur*, due à la section des filaments nerveux ; 3° *l'écoulement de sang*, dû à la rupture des capillaires.

Les phénomènes consécutifs sont la cicatrisation par première ou par deuxiéme intensions : dans le premier cas, la plaie ne suppure pas ; dans le second, elle doit suppurer pour se cicatriser.

Plusieurs causes retardent la guérison des plaies, les unes, *internes*, comprennent les écarts de régime, certains virus (scorbut, syphylis) ; les autres, *externes*, sont dues à une trop grande largeur de la plaie, à une ouverture présentant à son fond une portion musculaire, à des désordres produits par une arme à feu, à un pansement mal fait, etc.

Enfin les plaies par instruments tranchants peuvent se se compliquer d'hémorrhagie, de douleur, d'inflammation, de tétanos, de paralysie ; de croupissement du pus, suppression de suppuration, pourriture d'hôpital.

Le traitement des plaies comprend les différents modes de pansements qui doivent être faits suivant les règles de l'art, c'est-à-dire convenablement, doucement, mollement et promptement.

PANARIS. — « C'est le nom qu'on donne à l'inflammation aiguë des parties molles qui entrent dans la composition des doigts, inflammation qui, bornée primitivement à l'un des doigts, est susceptible de s'étendre et ne s'étend que trop souvent à la main, à l'avant bras et même aux parties les plus élevées de l'extrémité thoracique. » *Roux* (Dict. de médecine, t. XVI). La texture particulière des doigts, la grande quantité de nerfs qu'ils reçoivent, l'épaisseur et le peu d'extensibilité de la peau qui les recouvre, font concevoir parfaitement les douleurs intenses que peut produire cette inflammation — si la position des orteils et leurs usages, joints à la protection des chaussures, rendent leur inflammation extrêmement rare, il n'en est pas de même pour le panaris des doigts qui est fort commun surtout au pouce, à l'index et au médius.

Les causes de cette affection sont ordinairement les coups, les piqûres, les échardes de bois introduites dans les doigts ; rarement le panaris se manifeste sans causes connues.

Voici l'excellente description qu'a donnée Boyer de la marche et des symptômes du panaris :

« L'inflammation commence ordinairement par la peau ou le tissu cellulaire sous-cutané ; elle s'annonce par un léger prurit dans la partie du doigt qui a été le siége de l'irritation. Bientôt cette partie devient rouge et se tuméfie, le prurit se change en une douleur brûlante et pulsative. Au bout de quelques jours il s'amasse sous l'épiderme, et autour de l'angle, un fluide purulent, blanchâtre et roussâtre, dont l'évacuation est ordinairement suivie d'une prompte guérison ; quelquefois cependant, il en résulte la chute de l'ongle. Mais la marche du panaris est loin d'être toujours aussi simple; si l'inflammation se propage au tissu cellulaire, les douleurs deviennent aiguës, le gonflement et la tension augmentent, le doigt prend une couleur plus ou moins foncée; les artères collatérales présentent de fortes pulsations, l'inflammation s'étend à toutes les parties qui entrent dans la structure du doigt, excepté aux tendons qui ne paraissent pas susceptibles de s'enflammer. Lorsque la totalité du doigt est entreprise, la tension de la peau est extrême, les douleurs deviennent lancinantes, intolérables. Elles sont d'abord bornées au doigt, mais l'irritation se propage bientôt le long des cordons nerveux et des vaisseaux lymphatiques ; le gonflement gagne rapidement la paume de la main, l'avant-bras, le bras, puis l'épaule, et même les parties latérales du thorax... L'inflammation est toujours accompagnée d'un malaise général, d'agitation, de fièvre, d'insomnie, quelquefois de convulsion et de délire.

La marche du panaris est ordinairement très-aiguë; sa terminaison peut avoir lieu de diverses manières. Lorsque l'inflammation est peu considérable et bornée seulement à la peau et au tissu cellulaire peu profond d'une partie du doigt, elle se termine quelquefois par résolution, plus souvent par suppuration; mais lorsque l'irritation s'étend aux parties plus profondément situées, et se propage plus ou moins haut sur le membre, alors les effets en sont beaucoup plus graves, et il en résulte toujours des ravages plus ou moins considérables. Si les gaînes des tendons s'enflamment, il se forme des abcès, à l'ouverture desquels on trouve de grands amas de pus dans les interstices des muscles qui sont comme disséqués par la destruction du tissu cellulaire; la peau est dénudée dans une grande étendue; quelquefois les phalanges sont attaquées de carie. La gangrène enfin peut survenir, s'étendre comme l'inflammation et faire expirer le malade.

Le meilleur mode de traitement consiste à faire avorter l'inflammation.

PHLEGMON, tumeur plus ou moins volumineuse, se développant toujours dans le tissu cellulaire sous-cutané ou profond, et accompagné de symptômes inflammatoires.

Le phlegmon reconnaît pour cause les contusions, plaies, brûlures, corps étrangers; quelquefois il apparaît sans cause appréciable. — Il peut se former dans tous les organes qui contiennent du tissu cellulaire. Il est *circonscrit* s'il est bien distinct dans son contour des parties environnantes; il est *diffus* s'il siége dans les couches profondes du tissu cellulaire : dans ce dernier cas, il est très-grave.

Les symptômes du phlegmon, une douleur augmentant

par la pression, les mouvements; la partie malade devient le siége d'une tumeur arrondie, dure, de couleur rose ou rouge: il y a en même temps de la chaleur. — Les douleurs, de pulsatives qu'elles étaient, deviennent gravatives; la suppuration se forme, et la tumeur qui s'était amollie blanchit au centre, se perce et donne issue à un pus plus ou moins considérable. — Quand le phlegmon est diffus, la douleur, le gonflement et la rougeur se montrent successivement; la peau, tendue et luisante, se couvre de vésicules pleines de sérosité roussâtre; il y a réaction fébrile, insomnie, délire, et une suppuration abondante ou la résorption purulente entraîne le malade au tombeau.

La suppuration est la terminaison ordinaire de cette affection, et a lieu du cinquième au huitième jour si l'inflammation est vive, et du quinzième au vingtième dans le cas contraire. Le phlegmon peut se terminer ainsi : délitescence, métastase, résolution, gangrène et induration.

On combat le phlegmon par des antiphlogistiques, des incisions larges et profondes. M. Velpeau emploie un large vésicatoire pour décider la résolution ou la suppuration.

PUSTULE MALIGNE. — Inflammation gangréneuse de la peau et souvent aussi du tissu cellulaire sous-cutané, produite par le contact des parties gangrénées ou même des fluides des animaux affectés de charbon. — Cette maladie est plus fréquente en Lorraine, en Franche-Comté, en Bourgogne et en général dans toutes les contrées marécageuses où l'on élève du bétail. Elle siége le plus souvent au visage, aux mains. On divise en quatre périodes la durée de la pustule maligne. La première période, qui dure de vingt à trente heures, offre pour symptôme une petite tache (piqûre de puce), s'étendant en largeur et en profondeur, surmontée d'une vésicule très-prurigineuse. Dans la deuxième période, le malade éprouve une vive cuisson, de l'engourdissement dans la partie : cette période dure quelques heures. La troisième période présente, outre la stupeur et la raideur de la partie, de la réaction fébrile, de la prostration des forces. — Dans la quatrième période, les symptômes généraux s'aggravent, la gangrène pénètre profondément, et le malade peut succomber en 24 heures.

M. Vidal de Cassis conteste la gravité de ce pronostic, car, selon lui, il rapporte aux cas de *charbon* l'issue fatale de la maladie.

Il est évident, comme le disent MM. Berard et Denonvillers, qu'une substance septique, qu'un virus a été déposé sur la peau dans l'origine de cette affection. Or, on emploie les antiseptiques à l'intérieur, en même temps qu'on divise la vésicule et qu'on la cautérise.

S.

SCROFULES (Ecrouelles). — Dégénérescence tuberculeuse des ganglions lymphatiques superficiels, particulièrement de ceux du cou et du ventre.

Les causes de cette maladie sont une certaine prédisposition ; l'usage du lait de nourrices enceintes, une mauvaise nourriture, un virus, etc.

Les symptômes sont des tumeurs plus ou moins irrégulières, dures, indolentes, mobiles, sans changement de couleur à la peau, affectant les glandes cervicales, maxillaires, axilaires, occipitales, celles du ventre, etc., s'accroissant lentement, se ramollissant et présentant de la fluctuation. — Ces tumeurs, dont la peau qui les recouvre est luisante, rougeâtre ou azurée, finissent par s'ulcérer. Les bords de ces ulcères sont toujours élevés, tuméfiés, quelquefois douloureux, se cicatrisent irrégulièrement pour faire place à de nouvelles tumeurs dans un autre point du corps, ou disparaissent totalement, enfin peuvent se terminer par carie, fièvre hectique et mort. — Les scrofules peuvent se compliquer de tuméfaction des os longs, et surtout des courts et des spongieux (tarse, sternum), de tumeur blanche du genou, de la hanche, du coude, de carreau, de tubercules pulmonaires.

Le traitement des scrofules est 1° *hygiénique :* climat chaud, air sec, soleil, frictions, flanelle, bains froids, bains de mer; 2° *médical :* toniques, mercure, fer, iode, tisane de bardane, de chicorée, etc.

STÉATOME. — Tumeur enkystée, dans laquelle se trouve renfermée une matière semblable à de la graisse. — Voyez *Loupes.*

SQUIRRHES. — Ce sont des tumeurs dures, indolentes, sans changement de couleur à la peau, et qui sont produites par un commencement de dégénérescence cancéreuse.

T.

TEIGNE, nom générique des maladies du cuir chevelu, spéciales à l'enfance. — En acceptant cette large définition, le mot teigne est applicable au favus, à l'impétigo du cuir chevelu, aux eczemas, etc., dont le traitement doit être local et général.

TUMEURS BLANCHES, engorgement lymphatique des articulations. On a encore appelé ce genre de lésion : 1° *tumeurs fougueuses* ou *fongus des articulations*, à cause, dit Boyer, de sa mollesse et de son élasticité, qui fait qu'elle cède facilement à la pression, et qu'elle se rétablit soudain dès qu'on cesse de la comprimer, comme les fongus ou champignons qui croissent sur les chênes; 2° *tumeur lymphatique* ou *engorgement des articulations*, à cause de la lymphe infiltrée ou épaissie dans le tissu cellulaire qui environne les ligaments, et dans les ligaments eux-mêmes; 3° *ankylose fausse*, parce que cette maladie apporte une gêne plus ou moins grande dans les mouvements de l'articulation; 4° enfin *tumeur rhumatismale* ou *scrofuleuse*, suivant qu'elle est produite par le vice rhumatismal ou scrofuleux. Disons, pour être complet, que M. Bégin appelle cette affection *arthrite chronique;* M. Velpeau, *arthropathie;* M. Vidal de Cassis, *dégénérescence des articulations.*

Les causes des tumeurs blanches sont les lésions physiques des articulations, telles que plaies, contusion, marche forcée par un temps froid et pluvieux; les vices rhumatismal, scorbutique, scrofuleux, vénérien, etc., etc.

Les tumeurs blanches consistent tantôt dans un gonflement et un ramollissement des parties molles, des ligaments qui entourent les articulations, tantôt, dit M. Jules Cloquet, dans la tuméfaction et la carie des extrémités articulaires des os; ou bien elle présente ces deux genres d'altérations à la fois.

Cette affection, très-fréquente chez les enfants scrofuleux, chez les individus lymphatiques ou rhumatisants, peut attaquer toutes les articulations, mais particulièrement celles du genou, de la hanche, du pied, du coude.

Le pronostic varie selon la nature de la tumeur blanche, selon qu'elles attaquent les parties molles ou dures, selon la gravité de la profondeur des altérations. Toutes choses égales d'ailleurs, une tumeur blanche dans une petite articulation est moins grave que dans une grande; les tumeurs blanches traumatiques et rhumatismales sont moins graves que les scrofuleuses, qui se reproduisent même après qu'on les a amputées. — Enfin, lorsque la maladie est très-ancienne, ou débute par les os, on est heureux lorsqu'on en est quitte pour une ankilose et qu'on échappe à l'amputation.

Le traitement des tumeurs blanches est extrêmement difficile et compliqué par les moyens ordinaires.

TUMEUR CANCÉREUSE. — M. Buisson, demeurant à Paris, rue Basse-des-Ursins, n° 4, était affecté depuis longtemps d'une tumeur cancéreuse à la lèvre inférieure, avec gonflement considérable des tissus voisins; enfin, aspect hideux de la partie antérieure et inférieure du visage. — Tous les moyens employés avaient été infructueux : M. Jobert de Lamballe voulait pratiquer l'amputation de la lèvre inférieure. — M. Tertian voit ce malade, lui dit de se confier à lui, et le délivre gratuitement d'une affection dont l'issue pouvait être funeste. Ajoutons que M. Buisson était alors atteint de violentes névralgies faciales, qui disparurent avec la guérison de sa tumeur cancéreuse. La guérison a été parfaite.

TUMEURS FONGUEUSES. — On désigne sous ce nom, dit le professeur Chomel, des excroissances molles et spongieuses disposées en forme de champignon, qui s'élèvent sur la peau ou sur quelque autre membrane. — Ces tumeurs, bien que quelques-unes sont de nature cancéreuse, se guérissent par quelques pansements faits selon la méthode deterso curative.

TUMEURS FONGUEUSES, nom donné par quelques auteurs aux tumeurs blanches. — Voy. ce mot.

TUMEURS LYMPHATIQUES, nom donné aux tumeurs blanches, à cause de la présence de la lymphe infiltrée dans le tissu cellulaire qui environne les ligaments. — Voy *Tumeurs blanches*.

TUMEURS RHUMATISMALES, nom donné aux tumeurs blanches qui reconnaissent pour cause un vice rhumatismal. — Voy. *Tumeur blanche.*

TUMEURS SCROFULEUSES, nom donné aux *tumeurs blanches* qui reconnaissent pour causes le vice scrofuleux. — Voy. *Tumeur blanche.*

TUMEURS VARIQUEUSES, petites tumeurs aplaties, circonscrites, molles, compressibles, d'une couleur violette ou bleuâtre, qui se développent sur les diverses parties de la peau ou à l'origine des membranes muqueuses, et sont formées par la dilatation variqueuse du tissu capillaire (Jules Cloquet).

U.

ULCÈRES, solutions de continuité déterminées par une cause interne ou un vice local. Les uns, dit M. Lassus, occupent la peau, d'autres les membranes muqueuses, quelques-uns les glandes, les viscères, ce qui établit entre eux une différence de localité. Ce qu'ils ont de commun, c'est la mauvaise qualité des chairs qui forment leur surface, celle du pus qui en sort et la difficulté de les guérir. C'est en cela qu'ils diffèrent des plaies avec perte de substance, qui suppurent et se cicatrisent sans devenir chroniques. Le pus que fournit un ulcère offre de grandes variétés dans sa consistance, sa couleur, son odeur ; de là les noms *dichor* et de *sanie*. Ces variétés paraissent dépendre de la nature particulière de l'ulcère, qui prend un aspect différent en raison de la cause qui le produit et de la structure de la partie qui est ulcérée ; ce qui n'explique pourtant pas en quoi diffère le pus d'un ulcère scorbutique du pus d'un ulcère cancéreux.

De toutes les divisions établies pour les ulcères, on les classe généralement d'après leurs causes connues ou présumées en ulcères scrofuleux, variqueux, scorbutiques, cancéreux, dartreux, syphilitiques, etc.

Le traitement des ulcères consiste à en obtenir la cicatrisation et à détruire les causes internes ou locales qui entretiennent l'ulcération.

Melun. — Imprimerie de DESRUES.

www.ingramcontent.com/pod-product-compliance
Ingram Content Group UK Ltd.
Pitfield, Milton Keynes, MK11 3LW, UK
UKHW020446220726
13923UKWH00005B/2364

9 782019 290016